SEF Collana	NEO-FUNZIONALISMO E SISTEMI INTEGRATI

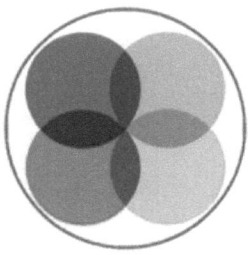

Scuola Europea di Formazione in Psicologia e Psicoterapia Funzionale

Collana Neo-Funzionalismo e Sistemi Integrati

Questa pubblicazione fa parte della collana dedicata al Neo-Funzionalismo, ovvero un'Area scientifica di pensiero, ideata e messa a punto dagli anni '80 in poi da Luciano Rispoli, di cui la Psicoterapia Funzionale è uno dei metodi operativi. Ogni libro tratta un tema specifico legato ad un determinato campo d'intervento della Psicologia Funzionale.

Luciano Rispoli

IL LINGUAGGIO DEL CORPO

Uno sguardo all'interno della persona nella sua complessità

Redazione
Luciano Rispoli
Paola Bovo, Paola De Vita

Hanno curato questa pubblicazione

Paola De Vita, Nadia Lucci, Claudia Sciacchitano

Facebook:
https://www.facebook.com/scuola.di.psicoterapia.sef

Email:
formazione@psicologiafunzionale.it

I lettori che desiderano informarsi sulle pubblicazioni inerenti al Neo-Funzionalismo (libri, articoli, rivista on line, ebook) possono consultare il nostro sito Internet www.psicologiafunzionale.it e iscriversi nella home-page al servizio "Resta Informato" per ricevere le nostre novità

"Il corpo è anche emozioni, pensieri, vissuti.

Il corpo è contatto profondo con se stessi.

Possiamo riappropriarci del corpo guardando sempre all'interezza della persona e ritrovare il benessere e la gioia nella nostra vita"

Premessa

È con molto piacere che presento questo lavoro prodotto da Luciano Rispoli, Fondatore della psicologia Funzionale e del modello di psicoterapia integrato .

Nello specifico, Questa pubblicazione racconta in modo semplice e discorsivo la storia delle emozioni che rimangono scritte nel nostro corpo durante la vita. Il corpo non è solo qualcosa di fisico e materiale, non è solo un oggetto da rendere sempre più bello, da usare, da mostrare, ma è il mezzo per metterci in contatto innanzitutto con noi stessi e poi anche con gli altri.

Buona lettura,
Paola De Vita

INDICE

INTRODUZIONE

Il corpo ci aiuta a comprendere i nostri segreti: quando siamo tristi e addolorati, insoddisfatti, quando siamo impauriti, quando ci sentiamo inadeguati e insicuri, oppure chiusi e incupiti. Ci svela i motivi reconditi delle nostre sofferenze. Ma ci aiuta anche a recuperare le risorse positive sepolte dentro di noi, a ritrovare momenti di felicità, schiudendo la strada che rende leggera e gioiosa la nostra anima.

E qui anima non sta per "mente" o per "inconscio", e nemmeno è intesa solo nel senso più strettamente specifico delle varie religioni. L'anima è la radice dei nostri *funzionamenti di fondo* consapevoli e inconsapevoli, fisici e psichici. Si può anche vedere l'anima come spiritualità: si tratta però di una spiritualità non contrapposta al corpo, non ascetica, non mortificazione della carne, ma al contrario, una spiritualità sorretta proprio dalla pienezza della corporeità, a cui si giunge con l'apertura di tutto il corpo.

Il corpo è la *capacità di sentire* il mondo, un accostarsi più completo alla realtà, un entrare in profondo contatto con sé e gli altri, un vivere in sintonia con i principi fondamentali della vita. Gioca un ruolo essenziale nel farci stare bene o male, nel farci vivere appieno o in modo limitato gli eventi della vita.

Già nella pancia della madre ciò che arriva in modo intenso al bambino sono le sensazioni corporee. Dopo la nascita il neonato prende contatto con il mondo circostante proprio attraverso il corpo. Il suo corpo, dotato di una mobilità eccezionale, è un grande sistema ricevente, un grande sistema di comunicazione.

Il corpo parla con una intensità straordinaria perché il suo linguaggio arriva direttamente, senza passare per il filtro dei ragionamenti. Il corpo comunica con grande intensità agli altri, ma in primo luogo anche a noi stessi: le pieghe della nostra anima sono fortemente influenzate dai funzionamenti del nostro corpo, o meglio da quell'unità inscindibile costituita da mente e corpo. D'altra parte la comunicazione non verbale assume nel mondo d'oggi sempre più importanza perché ad essa è legato il successo nelle relazioni, il successo nel mondo dei media, il successo nel lavoro.

Bisogna però capire che il linguaggio del corpo non consiste tanto nei gesti convenzionali e simbolici, oppure nei movimenti che accompagnano il parlare per illustrarlo meglio. Il vero linguaggio del corpo è nel modo di muoversi caratteristico di una persona (fatto di movimenti abituali, inconsapevoli e incontrollabili); è nelle posture e negli atteggiamenti che il corpo assume automaticamente, nel tono della voce, nelle espressioni del viso.

Le varie parti del corpo vivono, durante la crescita, varie esperienze, e a seconda di come va la relazione con gli adulti e con il mondo, alcune emozioni possono rimanere incapsulate, cristallizzate, in una parte del corpo. Le tracce delle delusioni, delle oppressioni subite, delle paure non calmate, della rabbia ingoiata, della vergogna, della tenerezza inespressa, sono tutte contenute nel nostro corpo. Aver dovuto trattenere alcune emozioni o averne esagerate altre è impresso nel nostro corpo. È con tutto il corpo che i bambini esprimono apertamente le emozioni ed è con esso che le trattengono, che riescono a trasmetterle o le devono camuffare. Il corpo porta dentro di sé le tracce di questi eventi: nel tono muscolare di base teso o allentato, nelle posture abituali e ripetitive, nell'alterarsi delle soglie percettive (dolore o insensibilità), nei movimenti tipici di una persona.

Gli effetti di queste tracce, di queste alterazioni (che col tempo tendono a divenire croniche) sono responsabili dei nostri stati emotivi negativi, ricadono sulla nostra capacità di muoverci in modo libero e pieno, uccidono slanci, passioni, guizzi di gioia, limitano la vita.

Per conservare la salute è necessaria l'armonia, l'unità profonda di corpo e anima. Le esperienze frustranti, le ferite subite sia nell'infanzia che successivamente, la carenza di soddisfazione dei Bisogni Fondamentali della vita, finiscono per alterare il corpo, l'intero organismo, l'intero Sé costituito da tutte le Funzioni vitali.

CAP. 1 – IL LINGUAGGIO DEL CORPO

Il corpo parla con una intensità straordinaria, molto di più di quanto non possano dire le parole. Questo perché il suo linguaggio, per la maggior parte, non è costituito da simboli codificati che ciascuno adopera in una combinazione voluta e dosata ad hoc, come nel linguaggio verbale.

Quando parliamo, quasi tutto quello che diciamo passa attraverso il filtro della razionalità e della volontà. Siamo noi che volutamente scegliamo delle parole anziché delle altre, la struttura della frase, il mettere più o meno enfasi su certi concetti. Parlando, allora, possiamo dire e non dire al contempo, possiamo stemperare qualcosa di negativo verso l'altro addolcendolo con parole più dolci e meno dure, oppure possiamo nascondere i nostri sentimenti usando parole opposte a quelle che dovremmo usare se lasciassimo uscire pienamente ciò che sentiamo.

La ricchezza del linguaggio verbale è stata certamente una delle componenti che ha favorito lo sviluppo dell'uomo rispetto alle scimmie, ai primati: permette relazioni più complesse ed articolate, trattative e compromessi di vario genere. Ma se la società finisce per concentrare la propria attenzione solo sul linguaggio delle parole rischia di non accorgersi più di quel linguaggio ancor più ricco e complesso che è costituito dalla comunicazione non verbale, dalla comunicazione che passa attraverso il corpo direttamente, sempre attiva nelle relazioni umane.

In realtà questa modalità di comunicazione non si è affatto perduta con lo svilupparsi della civiltà, come sostengono alcuni autori, è invece viva ed è fortemente presente in tutti noi. Lo si può vedere chiaramente nel bambino piccolo che la percepisce e la utilizza appieno, anche dopo che ha acquistato la parola. Solo che in alcuni casi gli adulti finiscono per perdere il contatto con il proprio corpo (come già abbiamo accennato) e con esso il contatto con la comunicazione non verbale. Il linguaggio del corpo continua a "parlare" tra noi esseri umani, e in modo molto intenso, solo che noi non ne siamo più tanto coscienti. E dunque non comprendiamo perché abbiamo certe reazioni incontrollate nei confronti di un'altra persona: simpatia spontanea, diffidenza, antipatia acuta, ostilità, dal momento che queste reazioni spesso non si giustificano per niente se le mettiamo in relazione con ciò che l'altro ha detto con le sue parole. È il linguaggio del corpo che ci sta parlando intensamente.

Immagini subliminali, comunicazione subcosciente

Il linguaggio del corpo viene colto direttamente e senza ragionamenti, o meglio al di là dei ragionamenti. È un processo che non possiamo controllare (non passa per la nostra coscienza), o lo possiamo fare solo in minima parte. Per capire la forza di tale tipo di comunicazione basta pensare alla nota esperienza dell'immagine subliminale: un'immagine che permane qualche frazione di secondo alla nostra vista e che quindi sta al di sotto della soglia sufficiente perché possa essere coscientemente elaborata e percepita. Non possiamo vedere un'immagine subliminale, non ci accorgiamo neanche che è passata davanti ai nostri occhi, ma in ogni caso l'abbiamo guardata ed essa ha avuto effetto dentro di noi. Gli effetti delle immagini subliminali sono intensi proprio perché non cadono sotto il controllo cosciente e non possono essere viste con tutto il nostro senso critico. Sono noti alcuni esperimenti effettuati a riguardo: come fosse stato possibile indurre con immagini subliminali una irresistibile sete mostrando un deserto assolato; oppure il desiderio di fare un bagno attraverso una piscina invitante, e così via. Le immagini subliminali sono tanto potenti che sono state decisamente proibite in ogni campo, e soprattutto in quello della pubblicità, perché costituiscono un tipo di pubblicità subdola, incontrollabile e ad impatto forte.

Adesso possiamo comprendere meglio come i segnali inviati dal corpo possano colpire intensamente l'altro molto più delle parole, proprio perché agiscono ad un livello che per lo più è al di sotto del nostro controllo cosciente.

Vari tipi di comunicazione non verbale

Quando parliamo di comunicazione non verbale possiamo riferirci a differenti segnali che inviamo e riceviamo attraverso il nostro corpo.

Ci sono innanzitutto i *gesti-segnale*, gesti simbolici, convenzionali, che noi utilizziamo al pari delle parole. Una mano alzata per dire "basta", pollice ed indice a cerchio ad esprimere un "ok", un movimento della mano per far avvicinare o allontanare l'altro; battere la mano sulla fronte ad indicare che ci si è dimenticati qualcosa; il famoso gesto di Totò (comunque tipico napoletano) con le dita della mano racchiuse a carciofo per dire che l'altro è proprio un "torzo", cioè uno scemo credulone.

L'elenco è lunghissimo, ma quello che ci interessa è sottolineare come questo sia un linguaggio codificato dagli esseri umani e dunque caratteristico di una popolazione, di una zona, di una cultura. Ciononostante spesso ritroviamo gli stessi gesti-segnale anche in differenti culture, e questo è un argomento molto interessante a dimostrazione del fatto che in fondo anche questo linguaggio più codificato ha avuto origine da movimenti spontanei dell'essere umano in determinate situazioni di vita (specie durante l'infanzia). Ad esempio il "no" è espresso in molti paesi con la rotazione della testa da una parte e dall'altra, ma ci sono altre zone in cui viene espresso con un movimento della testa dal basso verso l'alto, con un alzare il mento.

Entrambi questi gesti di diniego, che nell'adulto entrano normalmente nel linguaggio codificato, hanno però la stessa medesima radice nel funzionamento antico del neonato, poiché sono entrambi movimenti che il neonato fa quando vuole rifiutare (per un motivo o per l'altro) il seno e il latte della madre, quando vuole scostare la bocca dal capezzolo (o dal biberon). Dunque sono movimenti che un bambino spontaneamente mette in atto per "dire no" quando non sa ancora parlare.

Un'altra categoria di segnali emessi dal corpo è quella dei *gesti prosodici*, quei gesti che accompagnano il linguaggio per sottolineare il nostro parlare. Sono prevalentemente gesti del viso o delle mani, che assomigliano vagamente al linguaggio dei sordomuti, e che servono per catturare meglio l'attenzione dell'ascoltatore, per enfatizzare un concetto, per dare più forza ad un passaggio. Sono sicuramente dei gesti che hanno una loro importanza perché creano sfumature che spesso le parole non hanno, rendono più forte o più morbida un'affermazione; e questo con l'intensità che ha, come abbiamo visto, il linguaggio corporeo.

La terza, per quanto concerne il nostro discorso, è di gran lunga la categoria più importante: quella dei *gesti idiosincratici*, cioè tipici di ogni persona. Sono quei movimenti che non hanno una codificazione stabilita e che spesso le persone eseguono senza neanche averne piena consapevolezza. A volte sono solo piccoli movimenti: un alzare appena appena le spalle, uno scattare della gamba, uno stringersi della mascella, un momento di immobilità, un irrigidirsi della bocca, e così via. Sono movimenti spontanei e incontrollabili, caratteristici proprio di quella determinata persona: nelle posture, negli atteggiamenti che il corpo assume più frequentemente, nel tono della voce, nelle espressioni quasi sempre inconsapevoli del viso.

Proprio il suo carattere sottile e profondo, il suo essere spontanea e incontrollabile ne fa una comunicazione che penetra al di sotto di qualunque difesa razionale; la rende forte, intensa, diretta, senza alcuna mediazione da parte del ragionamento.

Ma al tempo stesso è proprio questo linguaggio non verbale che ci permette di studiare come funziona realmente quella persona, che alterazioni e problemi presenta, quali emozioni sono incapsulate in lei, cosa c'è sotto lo stato più esterno.

Cosa è allora il linguaggio del corpo per la Psicologia Funzionale?

Una comunicazione che arriva direttamente alle nostre sensazioni come un flash e come tale non è sintetizzabile in un certo dato (o gesto), ma porta alla percezione dell'altro nella sua interezza.

Immagine e successo

La comunicazione non verbale si rivela, dunque, sempre più importante nel momento in cui si ricerca con tanta determinazione, come oggi accade, il successo nelle sue varie forme. Il successo nelle relazioni sociali, ad esempio, dipende moltissimo dalla comprensione rapida delle situazioni, dalla capacità di valutare a fondo e bene l'altro, dal sapere usare il proprio linguaggio corporeo.

Capire il linguaggio del corpo e saperlo usare in modo sufficientemente volontario è di estrema utilità per chi vuole affermarsi in un mondo in cui l'immagine sembra essere di importanza prevalente. Essere grandi comunicatori non dipende solo da un talento naturale, ma dalla capacità di gestire il proprio sistema di comunicazione attraverso il corpo: da questo dipende in gran parte il successo nel mondo dei media, dove va avanti chi riesce a "bucare" lo schermo, come si dice in gergo tecnico (in particolare televisivo), cioè chi trasmette un'immagine positiva, interessante, vivace di sé. Ma, proprio rimanendo nell'esempio del mondo della televisione, bisogna riconoscere che questa immagine non viene raggiunta tanto dalle parole e dai contenuti di quello che si dice, quanto soprattutto dalle modalità con cui ci si presenta, dai messaggi che passano ad un altro livello, ad un livello meno ragionato: il livello della comunicazione non verbale.

Oggi anche i politici cominciano a comprendere tutto ciò e cominciano a capire che è necessario curare la propria immagine se si vuole avere successo di "pubblico". Ma poi, quello a cui ricorrono è spesso solo una sorta di "maquillage", un trucco, senza far nulla per rientrare in contatto profondo con il proprio corpo e dunque con il suo vero linguaggio. Costruire con sovrapposizioni teatrali, con sorrisi forzati, senza sapere cosa stanno esprimendo tutti gli altri livelli corporei serve a ben poco. Se c'è disprezzo per la gente, senso di superiorità, mancanza di sincerità, avidità di potere, aggressività rabbiosa o atteggiamenti intolleranti ed autoritari, alla fine tutto ciò emerge: magari non in modo chiaro e consapevole per tutti ma certo come sensazione indistinta, inconsapevole, profonda: di antipatia o sfiducia verso il politico, verso il personaggio in questione.

Contenuti e modalità

Quello che abbiamo approfondito finora ci dà la possibilità di introdurre un ulteriore livello sul quale si svolge la comunicazione non verbale: quello delle *modalità* con cui si compiono i gesti e i movimenti. Questo vale sia per i gesti idiosincratici (caratteristici della persona), che per quelli codificati, che per quelli che accompagnano il parlare.

Io posso fare "ciao" con la mano, e questo è il *contenuto* del messaggio che sto inviando. Ma posso fare lo stesso gesto con tante *modalità* differenti, e questo è quello che noi chiamiamo la *modalità della comunicazione*. Il modo è altrettanto se non più importante del contenuto. Posso fare ciao lentamente, con un senso di noia e di indifferenza nei confronti dell'altro; lo posso fare in modo brusco con un senso di rabbia, come se lo volessi fare sparire; posso farlo con disprezzo, con ansia, oppure con calore amichevole ed affetto. Come si può vedere, il linguaggio del corpo ha moltissime sfumature, e tutte di intensità e di impatto notevoli.

Ma anche nel linguaggio delle parole si possono distinguere i due livelli del contenuto e della modalità; quest'ultima consiste nella scelta della sequenza con cui sono messe le parole, nel modo in cui è costruita una frase, e così via.

In ogni caso la comunicazione comprende sempre vari piani del Sé anche quando sembra essere fatta solo di parole; il corpo, cioè, vi è sempre implicato ed è implicato anch'esso a più livelli (non solo il movimento, ma il tono di base dei muscoli, la velocità del gesto, il suo essere brusco o morbido, le posture, via via sino ad elementi come il rossore del viso, la respirazione, il modo in cui esce la voce, e così via).

Il corpo trasmette

Il corpo, quindi, partecipa con tutto se stesso nella comunicazione: sia con i vari livelli Funzionali finora citati, sia nel senso di parteciparvi con tutte le sue parti. Se stiamo tendendo il braccio e la mano aperta come ad accogliere l'altro, non sono solo queste parti del corpo ad essere coinvolte nell'espressione di questo sentimento di apertura e di amicizia. Noi non ce ne accorgiamo pienamente, ma lo sanno bene gli animali che percepiscono chiaramente quello che la persona sta esprimendo con tutto il resto del corpo, al di là del gesto convenzionale del braccio e della mano. Gli animali percepiscono se le gambe stanno tremando, se il corpo si sta ritraendo, se il cuore batte forte per la paura.

Ci sono persone che vengono stranamente aggredite dai cani anche se vanno verso di loro con un gesto di amicizia; è risaputo, infatti, che andare verso un animale con il palmo della mano aperto è un chiaro segnale che non si ha nessuno strumento in mano per colpire e che nemmeno la mano nuda (poiché non è chiusa a pugno o rivolta verso il basso) è preparata a sferrare un colpo. Eppure questo gesto da solo non è sufficiente a rassicurare il cane, perché se la persona non si sente amica dell'animale, se il suo corpo esprime da qualche parte ostilità o paura, sono anche l'ostilità e la paura che si trasmettono. E alla fine, proprio perché questo è il messaggio più spontaneo, meno costruito dalla volontà, è quello che prevale nella comunicazione. L'animale lo percepisce e reagisce di conseguenza; dunque non in modo strano ma in modo perfettamente comprensibile.

Le tracce del passato nel corpo-organismo-persona

Un'idea ampiamente superata è quella secondo cui le parti del corpo sono specializzate nell'esprimere una determinata emozione. Prima si pensava che il torace dovesse essere legato all'aggressione, la pancia alla tenerezza, il collo al controllo, la mascella alla rabbia, le gambe all'indipendenza, e così via. Si tratta in realtà di uno schematismo semplicistico che non corrisponde alla realtà; è solo un gioco quello di attribuire un significato simbolico a ciascuna parte del corpo.

In realtà noi possiamo ritrovare la tenerezza in tutte le parti del corpo, anche nella schiena o nelle gambe; così come la rabbia può essere nei muscoli del collo e persino nella morbida pancia e la paura può annidarsi nelle braccia e nel torace. Vediamo come e perché.

Quando il bambino sin dai primi mesi di vita entra, ad esempio, in contatto con il seno della madre, non lo fa solo con la bocca, ma tutto il suo corpo partecipa alla relazione: le mani si tendono e toccano il seno, gli occhi guardano negli occhi, le gambe si muovono strofinandosi l'un l'altra nella sensazione di piacere che quel momento gli procura. Analogamente, quando protesta piangendo perché vuole essere preso in braccio, serra i pugni, stringe gli occhi, tende le gambe, spinge con le mani per protestare, gonfia il petto, indurisce la pancia.

Quindi, se gli atteggiamenti emotivi che il bambino attraversa, e che esprime con tutto se stesso, ricevono una buona accoglienza dai genitori (e dagli adulti in genere), quegli stessi stati emotivi si potranno percepire facilmente nelle varie parti del corpo anche da adulti. Una tenerezza che è stata sempre incoraggiata e non soffocata la si potrà risentire con la pancia, con il viso, con le mani, e persino con la schiena.

Se, invece, le espressioni emotive sono state impedite, colpevolizzate, non bene accolte dall'ambiente circostante, allora il bambino cercherà disperatamente di bloccarle e di non arrivare neppure a sentirle; oppure le dovrà esasperare per farle sopravvivere. In entrambi i casi si servirà del proprio corpo: dei muscoli, contraendoli oppure mollandoli cronicamente, di determinati atteggiamenti e di posizioni e posture che il corpo finirà per assumere abitualmente.

Stringendo i pugni cercherà di controllare la rabbia, chiudendo la gola eviterà di gridare la sua dolorosa protesta, accasciando le spalle smetterà di dover lottare inutilmente; rendendo poco mobili e vuoti i suoi occhi cercherà di non farsi cogliere dagli sguardi di rimprovero. Oppure può gonfiare il torace per esasperare il senso di lotta; può assumere un volume di voce forte per riuscire a sentire la propria assertività, e così via. Queste alterazioni non nascono dall'oggi al domani; non è il singolo rimprovero che può provocarle, ma un accumularsi di atteggiamenti negativi nei confronti del bambino e di quella determinata espressione emozionale in particolare. A volte non è nemmeno una diretta inibizione che genera lo stratificarsi di queste alterazioni, ma la situazione nel suo complesso: una famiglia in cui vi è sempre molta ansia; un ambiente che non aiuta il contatto; un sottile svalutare quello che fanno i figli; una freddezza di fondo; una rabbia che si scatena nei genitori all'improvviso come una tempesta imprevedibile. I bambini reagiscono a queste condizioni negative esasperando alcune emozioni e bloccandone altre, con l'aiuto del corpo.

Se la respirazione si fa sottile, e quasi si ferma, il bambino sente di meno dolori e sensazioni di dispiacere; se i muscoli del braccio divengono cronicamente tesi l'impulso a picchiare viene ingabbiato; se il collo si irrigidisce diminuirà la sensazione di poter essere colpiti da dietro, e così via.

Quello che noi troviamo allora toccando, massaggiando profondamente, o facendo muovere alcune parti del corpo sono proprio queste antiche emozioni stratificate, queste emozioni bloccate od esasperate. Noi ritroviamo, cioè, sepolti nel corpo, in una o in un'altra sua parte, gli *esiti* di queste prime relazioni, di queste vicende che investono il bambino e successivamente l'adolescente.

"Gimmy era solito camminare con la testa piegata in avanti, senza che se ne accorgesse. Quando gli feci esasperare questa posizione, in modo che potesse finalmente cominciare ad avvertirla, si accorse che gli comunicava una sensazione intensa e sgradevole di disperazione e sottomissione mescolate. Erano proprio i problemi per cui era venuto in terapia, ma non si era mai accorto che erano sepolti, tra l'altro, nel modo in cui teneva la testa.

Riportando la testa in una posizione opposta, completamente indietro sul collo, Gimmy avvertì un inusitato senso di forza. Solo che questa forza era troppo piena di rabbia e lui aveva necessariamente dovuto bloccare la sua rabbia per non essere completamente schiacciato da suo padre. In fondo Gimmy, non potendo permettersi questa rabbia, aveva rinunciato anche alla forza. E per non sentire né la rabbia né la forza aveva finito per chinare la testa e rassegnarsi alla disperazione della sconfitta"

"Sergio, un ragazzo di 25 anni, nel cercare di lasciarsi andare (attraverso l'aiuto di particolari esperienze terapeutiche), fu preso da tremori, da agitazione, con una sensazione apparentemente incomprensibile di ansia e paura. Il corpo era attraversato da piccoli scatti, da piccoli bruschi movimenti incontrollati. Sergio aveva dovuto cercare di vincere da piccolo la paura di essere abbandonato dai genitori, perché questi erano in litigio continuo tra di loro; una tempesta era sempre pronta ad abbattersi in famiglia. Sergio aveva sofferto da piccolo di enuresi notturna, di incubi, e di strani sintomi che incominciavano proprio con dei tremori incontrollati e con piccoli movimenti a scatti, che il medico non aveva mai saputo spiegare non comprendendo quale disturbo rappresentassero. "

La storia dei vari distretti corporei

Per capire meglio quali siano tutte le sfumature emotive che possiamo ritrovare nelle varie zone del corpo, seguiamo la storia delle stratificazioni emotive e delle Esperienze di Base in ciascuna di esse. Come vedremo, le cose sono complesse e affascinanti.

Ciascuna parte del corpo ha una sua storia, molto ricca, intrecciata di varie e differenti emozioni che vengono percepite lì dalla nascita in avanti.

Sommità della testa

La sommità della testa vive la sensazione di *contenimento*, di *protezione*, sia quando il bambino è immerso nel liquido amniotico dell'utero materno, sia quando il neonato viene tenuto nelle mani del genitore. E' qui che il bambino sente il sostegno protettivo, anche quando, più grande, gli adulti compiono il gesto di carezzargli la testa per offrire comprensione, aiuto, incoraggiamento.

Ma è anche la parte con cui il bambino spinge per aprirsi un varco, per entrare nel mondo, con un vissuto di *forza* e di *apertura*. Più tardi abbassare la testa e affrontare il mondo a testa bassa è collegato ad un'emozione di forza più ostinata, un desiderio di sfondare e farsi largo tra le persone con cupa determinazione.

Spesso la mano dell'adulto si poggia sulla testa del bambino con un gesto falsamente affettuoso, come a dire "stai al tuo posto tu che sei piccolo". Questo genera un vissuto di oppressione, ma anche di difficoltà a farcela da solo. Un vissuto che si intreccia con quello di guardare alla sommità della propria testa come al punto di arrivo della crescita, con l'ansia della crescita, ma anche la soddisfazione e l'orgoglio di stare crescendo.

La fronte

Per quanto simili a quelli della sommità della testa i vissuti della fronte hanno sfumature particolari e caratteristiche proprie.

È usuale vedere un neonato che, tenuto in braccio o in piedi in grembo, con il torace sul petto del genitore, ricerca con un movimento tenero e uno strofinarsi morbido il contatto della propria fronte con le spalle o il collo del genitore. È un primo arcaico *contatto* senza alcuna finalità se non il contatto stesso, è un primo arcaico appoggiarsi. In questo movimento si può anche intravedere un bisogno di accucciarsi, di sistemarsi bene per godersi completamente il Contatto. La fronte è anche la parte che recepisce pienamente la sensazione di sollievo quando viene rinfrescata. La mano del genitore che si posa sulla fronte produce sollievo e serenità.

Dopo che il bambino ha già imparato a camminare, quando nella sua vita iniziano ad aver peso i rapporti di "forza" con il mondo circostante, tenere la fronte alta diventa un importante vissuto di fierezza, di *autoaffermazione*. Viceversa, abbassare la fronte indica come la presenza di una sconfitta, rivela uno stato di cupezza che a volte può diventare molto profondo. Ma la fronte si abbassa anche per raccogliere i pensieri per poter riflettere meglio. A volte la mano vi si poggia sopra come ad aiutare questo pensare, questa pausa in cui si raccolgono le idee per agire meglio dopo.

Gli occhi

Un recente studio ha dimostrato che il neonato è già sensibile alla bellezza, che reagisce positivamente ai volti armonici, dalle forme gradevoli, e negativamente a visi accigliati, dalle forme distorte e disarmoniche. E' proprio attraverso la vista che il bambino impara imitando intenzionalmente gli adulti; con lo sguardo il bambino assorbe i funzionamenti del mondo circostante.

Sin da piccolissimi, lo sguardo esercita una continua vigilanza su quanto accade intorno al bambino; molto presto un bambino segue intenzionalmente tutto ciò che entra nel suo campo visivo di controllo. "Tenere gli occhi ben aperti" ha, nel linguaggio comune, proprio questo senso di dover stare all'erta.

Ma una delle componenti importanti del seguire con lo sguardo ben aperto ha a che vedere anche con qualcosa di diverso dal controllo vero e proprio, e cioè con la curiosità, con lo scoprire, con la meraviglia, con lo stupore. Gli occhi, allora, si "dilatano", si spalancano per la sorpresa gioiosa di scoprire oggetti, persone, colori, e questo fin dalla nascita.

Altra importante motivazione che induce a spalancare gli occhi per un controllo spasmodico è la presenza di un pericolo improvviso. Gli occhi sbarrati indicano paura o addirittura terrore.

Esiste, invece, un tipo di attenzione che possiamo definire attenzione morbida: quando lo sguardo non è teso ma gira morbidamente intorno, si posa con dolcezza su vari punti del campo visivo, senza ansia e senza paura. I bambini conoscono molto bene questa attenzione morbida, quando, sereni e tranquilli, se ne stanno nelle braccia dei genitori o nel loro lettino, lasciando spaziare con morbidezza lo sguardo dappertutto, ma senza una particolare concentrazione su qualcosa di preciso. Non necessariamente l'attenzione per l'esterno deve essere esageratamente vigile e concentrata, per essere efficace.

Uno sguardo tenero è presente anch'esso nel neonato sin dai primi mesi di vita: è lo sguardo, ad esempio, con cui entra in contatto con la madre mentre amorosamente lo allatta al seno.

La bocca

Ma anche il *prendere*, il riempirsi, attraverso la bocca è un'esperienza che ha origine già dalla nascita: con il succhiare e prendere il latte materno.

Come aprire la bocca è per il neonato un gesto che indica la voglia di riempirsi, così chiudere la bocca è il più antico segnale di rifiuto, insieme al movimento di rotazione laterale (o verso l'alto) che allontana la bocca dal seno, dal biberon, o dal cucchiaino. I gesti del "No" con la testa hanno origine proprio da questo rifiuto del cibo da parte del lattante, ed è perciò che sono universalmente compresi anche dalle culture più diverse.

Le spalle

Quando il neonato fa il bagnetto, l'adulto lo tiene, con una presa ben salda del braccio e della mano, proprio per le spalle. Dunque, l'*essere tenuti* è tra le esperienze più antiche ma anche più consuete che si stratificano nelle spalle durante la loro lunga storia. Molto tempo più tardi questa esperienza può evolversi in un vero e proprio *essere fermati*. I genitori prendono i loro figli per le spalle per trattenerli quando esagerano, per far capire che devono ascoltare. Una leggera strattonata alle spalle richiama l'attenzione e interrompe un corto circuito di capricci, di lamentele, di eccessiva oppositività.

Sin da piccoli i bambini sanno fare "spallucce": alzano e riabbassano le spalle per esprimere dubbi e perplessità, come a dire che "non ne sanno niente", che ciò che è accaduto non è loro responsabilità. E' un movimento intenzionale e consapevole che trova le sue radici in un movimento simile, ma incontrollato e inconsapevole: alzare le spalle per nascondersi dentro la testa, per non farsi più vedere, per scomparire. Le spalle possono esprimere forza o anche accasciamento. Le spalle dritte, non abbassate, energiche, trasmettono una evidente immagine di *forza* e di *potenza,* che diventano esplicite e compiute dopo i 2-3 anni. La forza esce all'esterno realmente attraverso le spalle, perché sono loro che imprimono energia ai movimenti delle braccia. Spingere, colpire, tirare, sono movimenti delle braccia che iniziano (per avere forza sufficiente) proprio nelle spalle.

Le braccia e mani

Le braccia e le mani sono la parte del corpo utilizzata maggiormente per il *contatto attivo* con gli altri, per modulare le relazioni. La loro storia comincia molto precocemente, con l'esperienza del *contatto*, un contatto di tenerezza, di serenità, che il neonato vive muovendo le braccia in direzione della madre, toccandole il viso, oppure il seno durante l'allattamento. Molto più tardi il contatto arcaico si trasformerà in uno *stare* con il proprio genitore, con il fratello, con l'amico. Il contatto delle mani e delle braccia simboleggia un legame importante, sentimenti di *vicinanza*, di alleanza. I primi movimenti di aggressione iniziano molto presto. Il bambino spinge con le braccia quando sta in braccio all'adulto, per *distaccarsi*, per farsi spazio, già sui 6-7 mesi di vita. Non è un movimento di oppositività e di rabbia, ma semplicemente di aggressione originaria, di *forza morbida*, con cui ci si apre al mondo, si prende spazio, ci si fa largo. Al di là dello spingere la madre, le braccia possono anche muoversi nello spazio intorno al corpo, come in uno stiracchiarsi: è un *aprirsi*, un impadronirsi del mondo, che inizia ai 5-6 mesi.

Le gambe

La storia antica delle gambe inizia con l'esperienza morbida, dolce e protettiva dell'*essere tenuti* (sin dai primi mesi di vita).

Quando si cambia il bambino sul fasciatoio, lo si rinfresca e lo si pulisce, sono le gambette ad essere sollevate e tenute.

Ma poi le gambe sperimentano i primi movimenti di forza, nello spingere, ad esempio, la pancia dell'adulto quando sta sul fasciatoio. E' la forza originaria, un farsi spazio - come abbiamo visto per le braccia.

Questo primo movimento dello spingere si trasforma nell'esperienza di andare, camminare, spostarsi: intorno ai 2 anni in su.

La forza cresce e il bambino la usa per iniziare a tenersi in piedi, per fare i primi esperimenti di alzarsi sulle gambe, usando quella stessa capacità a spingere che aveva già provato. Impara a muovere i primi passi, anche se incerti e traballanti, con l'emozione di poter andare, di potersi spostare nello spazio a suo piacimento.

Un'altra esperienza che nasce dalla forza iniziale, dal primo spingere, è la scoperta del bambino di poter alzarsi e abbassarsi sulle gambe, stando, ad esempio, in piedi sul suo lettino ed aiutandosi appoggiato alla ringhiera della culla. Questo movimento in su e in giù costituisce la base su cui il bambino sviluppa più tardi un altro movimento di *gioia*, il piacere di saltare, di sperimentare slanci verso l'alto, di "volare".

Le gambe in molte persone sono spesso stanche e tese. Sono, infatti, sin da quando si è piccoli, un vero e proprio serbatoio di nervosismo, di vissuti negativi, di stress.

La schiena

La schiena è, forse, la parte del corpo che ha la storia più lunga e complessa. Sin da quando si sta nel grembo materno la schiena vive l'esperienza di essere accolta, avvolta, protetta. Ma anche successivamente sono molte le situazioni in cui il bambino si sente piacevolmente *contenuto*: quando sta in braccio, quando si accuccia sotto la madre o nella culla. Dunque l'*essere tenuto*, il sostegno, e anche lo *stare* (stesi nella culla senza fare altro che godersi il riposo, il non dover far niente), sono tutti vissuti dei primissimi mesi di vita.

Se è ben tenuto, il bambino può tranquillamente *affidarsi* all'adulto. Nella schiena si svilupperà una confortevole sensazione di *fiducia*, di potersi abbandonare nelle mani dell'altro, che da automatica e inconsapevole diventa più presente e consapevole intorno ai 4-5 mesi di vita. E' grazie a questa fiducia che il bambino può permettersi il gioco del "lanciarsi all'indietro ciecamente", senza neanche vedere dove va a finire, sicuro che il genitore lo afferrerà, sicuro che non si potrà fare mai male. Ma anche la *tenerezza* è un vissuto tipico della schiena, anche se non vi sono parti morbide come nella pancia. La schiena è, infatti, sede di brividi e correnti di grande importanza e di grande intensità: è la schiena quella che sente maggiormente il contatto tenero, oltre al viso e alle mani.

Attraverso la schiena si possono subire maltrattamenti, attacchi, angherie da parte degli altri. La schiena del bambino spesso deve sopportare critiche e negatività e vive questa esperienza del subire incurvandosi un poco, proprio come si fa quando ci si difende da colpi veri.

Da qui nasce il senso dell'oppressione che molte schiene conservano dentro di sé; a volte con tracce così forti che appena si tocca la schiena subito la persona si sente schiacciata.

La pancia

La pancia comunica al bambino, sin dai primi mesi, una sensazione molto importante, quella di sazietà. Ma, sempre collegati all'alimentazione, ci sono anche i primi dolori improvvisi, le colichette e le diarree che spaventano il neonato. Al di là del dolore (non certo piacevole) è la sensazione di sciogliersi, che spaventa. Il neonato sente un risucchio verso il basso, un diventare liquido, un qualcosa che lo attraversa senza che possa essere fermato, quasi un perdersi.

Più avanti nel tempo la posizione a pancia in giù sarà per il bambino un modo del tutto naturale di *autoconsolarsi*, di mettere la sua parte vulnerabile al sicuro, sotto lo "scudo" della schiena. Insieme al contatto, uno dei vissuti centrali della pancia, sin dai primi mesi, è la *tenerezza*; da sempre la pancia è sinonimo di morbidezza, di calore, di affetto, di *amore*. La pancia è anche *apertura*:

stare a "pancia all'aria" vuol dire godersi il dolce far niente, *oziare*. La pancia aperta è possibile solo quando il bambino conosce la calma piena e un buon contatto con se stesso. Una pancia "in fuori", invece, è ostentare sicurezza. Al contrario, la pancia "in dentro" è un trattenere le emozioni, un controllare soprattutto la paura. Il fiato è sospeso, il diaframma deve essere contratto e, perciò, la pancia si ritira tutta all'indentro. D'altra parte la pancia conosceva già da prima la sensazione e gli effetti della paura, a partire dalle prime coliche del neonato, da quello sciogliersi e liquefarsi al di là della propria volontà.

La paura ricompare nella pancia con queste stesse caratteristiche; non è un caso che sotto l'effetto della paura l'intestino abbia un moto violento, e che comunemente si dica che ci si "fa sotto" dalla paura. Ci sono altre situazioni in cui la pancia non è morbida: a volte si indurisce in un farsi forza indispensabile in determinate situazioni, in un dover resistere a tutti i costi. Anche la pancia, dunque, è una sede della forza, ma una forza meno attiva, più "a tenere".

La mappa del corpo e l'ammalarsi

Le varie parti del corpo vivono quindi, durante la crescita, varie emozioni ed *Esperienze di Base* intense e complesse e, a seconda di come vanno le prime e fondamentali relazioni affettive, molte di queste emozioni ed Esperienze possono rimanere cristallizzate in una determinata parte del corpo, incapsulate ma pur sempre attive e pronte a risvegliarsi a un tocco, a un movimento, proprio come se ancora oggi le situazioni fossero vive come nell'infanzia, come se il tempo non fosse passato per niente.

Nel corpo di ognuno vi è, dunque, la storia delle sue relazioni e dei modi in cui queste relazioni si sono svolte: negli occhi, nel viso, nelle spalle e nelle braccia, nella schiena, nelle gambe. Per ognuno è possibile disegnare una mappa precisa che ripercorre le vicende personali e ci dice oggi quali emozioni si siano bloccate, quale si siano sviluppate esageratamente e dove le Esperienze più o meno alterate siano andate ad annidarsi. Potremmo, quindi, capire quali siano le parti del corpo a rischio di ammalarsi, o addirittura quali tipi di malattie si stiano lentamente preparando in una persona.

Il corpo: storia antica e cambiamenti

"Lola, 28 anni, non poteva lasciare andare le gambe; appena ci provava immediatamente emergeva una vecchia rabbia che la faceva irrigidire nuovamente tutta. Da piccola si era spesso impuntata per non lasciarsi illudere dal padre che prometteva tenerezza ma poi finiva immancabilmente per mancare alle aspettative della figlia. Di volta in volta le richieste di Lola divenivano più rade e meno sicure, e la tenerezza del padre sempre più un'illusione lontana. Lola allora trovava la strada di una sua rivincita nel non seguire né consigli né ordini. Diveniva ribelle e si impuntava irrigidendo le gambe per far resistenza passiva."

"Mariella ha molto lavorato in terapia sulla propria *forza calma*, sulla possibilità di opporsi e dire "no" senza che questo fosse vissuto come una tragedia. Ma soprattutto sulla possibilità di dire "sì", di essere assertiva, di sostenere quello che riteneva giusto. Alla trentunesima seduta mi racconta che è riuscita ad arrabbiarsi con tranquillità e a chiedere in modo chiaro e diretto al marito ciò che desiderava. E' riuscita, anche, in una cena, a sostenere con sufficiente sicurezza il suo pensiero con gli amici a proposito dell'educazione dei bambini. Era l'unica a sostenere che i bambini hanno un sesto senso per l'inganno, che se ne accorgono subito quando i genitori mentono, e che perciò è completamente sbagliato mentire loro pensando che "tanto sono piccoli e non capiscono niente". Gli amici a tavola erano accaniti nella discussione ma Mariella non ha ceduto. Anche a casa dei suoi è stata meglio e non si è spaventata (come le capitava sempre) nell'ascoltare il tono di voce violento di suo padre che, come d'abitudine, si arrabbiava e gridava esageratamente.

Andando avanti nella terapia, Mariella si è accorta che da quando ha cominciato a far valere di più i suoi pensieri e la sua forza, si sente in realtà molto più disponibile verso gli altri e spesso cede senza rimpianti e senza accanirsi troppo in una sterile opposizione."

"**Antonietta** è venuta una volta in terapia spaventata. Aveva visto strane macchie luminose davanti ai suoi occhi, e poi era come se vedesse delle cose per la prima volta. Nelle sedute precedenti avevamo lavorato molto con gli occhi, perché lo sguardo di Antonietta è troppo spesso privo di vitalità, spento, affaticato. Antonietta ha sempre dovuto fare affidamento sull'acutezza dello sguardo; si vantava che nulla le sfuggiva. Le era facile accorgersi, quando andava in vacanza e si stava in piazzetta a fare quattro chiacchiere con gli amici, chi faceva il filo alla brunetta magrolina, che relazione c'era tra quei due che passeggiavano poco lontano, dove era tizio e dove caio. Tanto era svelto il suo sguardo, tanto erano lente le sue gambe e i suoi movimenti, e forse non a caso aveva dovuto sviluppare esageratamente il controllo visivo, quasi fosse una sorta di ipercompensazione alla sua goffaggine fisica. Ma il controllo visivo, quando diventa esagerato e senza pausa, non può mantenersi a lungo e diventa al contempo uno dei punti deboli della persona. Antonietta era troppo abituata ad incasellare tutto ciò che cadeva sotto il suo sguardo in modo quasi automatico e poco creativo. Cosicché, dopo aver mobilizzato in terapia proprio gli occhi, qualcosa di strano (per lei) cominciò ad accadere: cominciò a guardare senza il solito controllo, senza il solito giudicare ed inquadrare. E naturalmente cominciò a vedere "cose strane". Ma non c'era da spaventarsi, anzi! Antonietta stava recuperando una capacità che dovremmo conservare tutti e che da bambini è presente in modo molto evidente: la capacità di meravigliarsi, di provare *stupore* nel vedere le cose con un pizzico di ingenuità, nel vederle veramente, per come sono, nelle loro forme, nei colori, nei dettagli e nell'insieme. Si tratta della capacità di vedere il mondo senza schermi, piuttosto che passare superficialmente con lo sguardo non vedendo a fondo niente. Recuperare intensità di sguardo e stupore al posto dell'eccessivo controllo fu per Antonietta una tappa esaltante e al contempo profondamente importante per il suo cambiamento".

Cosa è dunque il corpo e come interagisce con i nostri pensieri, emozioni e progetti?

Possiamo immaginare il corpo come una "scatola nera", una sorta di diario di bordo della nostra vita in cui restano tracciabili tutte le nostre esperienze di vita. L'integrazione armoniosa di tutti i funzionamenti del corpo con il pensiero, la progettualità e le emozioni, costituisce un' unitarietà imprescindibile e irrinunciabile per una vita sana.

CAP. 2 - LA MEMORIA CORPOREA

Le *tracce* delle nostre storie, delle gratificazioni avute, delle oppressioni subite, dell'impossibilità a esprimere apertamente la rabbia o la tenerezza, del trattenere alcune emozioni o esagerarne altre, sono tutte contenute nel nostro corpo. E' con tutto il corpo che noi riusciamo a esprimere apertamente le nostre emozioni o che siamo costretti a trattenerle; che riusciamo a trasmetterle o dobbiamo camuffarle. Dunque è in tutto il corpo che possiamo ritrovare qualcosa dei vissuti trascorsi, persino delle nostre esperienze infantili, neonatali o prenatali.

Esiste, allora, una memoria che non sia quella centrale del nostro cervello, una *memoria periferica?*

I numerosi anni di esperienza nel campo della psicoterapia Funzionale ci hanno portato a definire non solo che esiste una memoria corporea (periferica) ma di che cosa essa è formata. Se nella persona alcuni meccanismi si sono modificati in modo permanente a seguito di vicende del passato, questo costituisce una *memoria.* Dunque il passato lo si può ritrovare come tracce visibili e leggibili di antiche vicende.

Il corpo porta dentro di sé queste tracce, in vari livelli Funzionali, vediamone i quattro più importanti.

Allora cos'è veramente la memoria corporea?

E' la registrazione emotiva, fisiologica, posturale e cognitiva degli esiti di alcune o molte esperienze di vita di una persona.

Vediamo in dettaglio le Funzioni che costituiscono la Memoria Corporea.

Il tono muscolare di base

Il primo livello Funzionale è costituito dal *tono di base* della nostra muscolatura. Il tono di base non ha niente a che fare con l'accorciarsi o l'allungarsi del muscolo per un dato movimento. Per esempio, per alzare un oggetto con il braccio noi facciamo lo stesso movimento sia se solleviamo un pacchetto di sigarette sia un manubrio di palestra di 3 chili. Cosa cambia? Il tono di base del muscolo, che deve essere molto più intenso se noi dobbiamo alzare un peso notevole.

Quello che può accadere è che un muscolo sia rimasto cronicamente teso (più o meno teso) anche quando non deve sollevare un peso. Il muscolo si è contratto per esorcizzare la paura, per trattenere la rabbia, per nascondere la vergogna. Questa contrazione di fondo rimane cronicamente presente e costituisce una traccia evidente di vicende passate. Ma anche un tono flaccido, un tono di "disarmo", di resa, può essersi installato in alcune parti del corpo come esito di antiche storie; e questo rende ancora oggi inadatta quella muscolatura ad affrontare situazioni in cui sono necessarie la forza e l'azione rapida e scattante. Quando diciamo che una persona non esprime a sufficienza la forza, non intendiamo certo dire che non picchia a sufficienza gli altri, ma che non esprime, nelle parti significative del suo corpo, un tono muscolare intenso e vibrante. Non c'è bisogno di riversare veramente la forza contro l'altro ma è importante "mostrare" la forza nei muscoli e sentirsela guizzare dentro.

Le soglie percettive

Un secondo tipo di memoria corporea è costituito dal modificarsi delle soglie percettive del tatto e del dolore. Vi sono persone in cui la sensibilità al dolore si è modificata, e che conservano questa alterazione nel tempo, a partire da precise vicende della propria vita passata.

Alcuni, ad esempio, quasi non possono essere sfiorati perché immediatamente avvertono un dolore intenso. Si fanno subito male e non sopportano la minima pressione sulle gambe o sul torace o in altre parti del loro corpo. Altri, all'opposto, hanno sviluppato con gli anni una sorta di insensibilità. Li si può massaggiare anche con molta forza e molta pressione e non sentono quasi nulla. Sono persone che hanno bisogno di un minimo di dolore per sentire un qualcosa. Alcune parti del corpo sono come anestetizzate e le soglie percettive del dolore sono diventate molto alte. Per taluni è difficile anche solo avvertire alcune zone del corpo, e il contatto in quelle zone.

"Rita non riusciva neppure ad accorgersi che la mia mano si posava su di lei. Ci volle del tempo perché in terapia ricominciasse a recuperare la sensibilità nei confronti del mio contatto."

Le posture abituali

Una terza modalità di memoria corporea sta nelle *posture abituali* che la persona prende e che diventano tipiche e ripetitive. Gli atteggiamenti del corpo conservano dentro di sé antiche storie. Le spalle possono essere alzate e la testa infossata al loro interno come per una continua attesa di una punizione, di uno schiaffo, di un attacco da dietro; le gambe divengono irrigidite per una rabbia compressa; un corpo impettito è sempre sul chi va là ed è pronto ad affrontare il mondo intero; un atteggiamento cascante esprime tristezza e rassegnazione.

Anche il viso porta antiche tracce di emozioni che si sono cristallizzate nella persona. Ci sono visi che esprimono perenne preoccupazione con la fronte aggrottata; volti di cupa tristezza con gli occhi e le guance pendenti verso il basso; espressioni di rabbia, di disprezzo, di ironia, di dolore che si sono stampati e permangono al di là della consapevolezza e delle situazioni reali attuali.

Certamente le espressioni del viso sono di più facile e comune lettura; eppure spesso non ci facciamo caso: quello che emerge in noi è una particolare reazione della nostra anima all'altro, inconsapevole e incontrollata.

Le espressioni delle altre parti del corpo sono di più difficile decifrazione per chi non è un "esperto" di questa materia, e nondimeno ancora più ricche di significati. Tutte le espressioni ripetitive colpiscono gli altri con grande intensità, ma influenzano anche il nostro stato d'animo interno, il nostro umore di base.

La respirazione

Il respiro rappresenta un importante "regolatore generale" dell'organismo, poiché agisce in modo diretto sugli equilibri di sistemi quali il neurovegetativo, il battito cardiaco, il circuito neuroendocrino dell'ansia.

Le sue alterazioni permanenti hanno perciò effetti notevoli sul benessere (o viceversa sul disagio) e sul livello profondo delle emozioni. Un respiro mozzato è il tipico effetto di una paura che blocca il diaframma; un respiro che va tutto verso l'alto (nel torace) mostra una spinta inconsapevole ad affrontare sempre il mondo di petto; una respirazione scoordinata dà poca solidità; una respirazione affannosa è fonte di una sensazione soffusa di ansia; un respiro sottile non apporta sufficiente energia e sufficiente vigore. A volte si esagera inspirando troppo e troppo velocemente, "inghiottendo" l'aria, e troncando così gran parte della capacità di movimento verso il mondo, verso l'esterno: si rimane strozzati senza più energia. Altre volte si espira in modo lento ed estremamente controllato anestetizzando gran parte delle sensazioni, diminuendo la capacità di contatto, creando distacco eccessivo.

Movimenti caratteristici

Un ultimo tipo di memoria corporea risiede in quei *movimenti* che ripetendosi più e più volte in circostanze analoghe, a poco a poco diventano *caratteristici* di una persona. Anche questi movimenti trattengono al loro interno l'antica emozione e l'Esperienza di Base che li aveva messi in moto. Non parlo tanto dei tic, che rappresentano un caso a parte, uno sviluppo abnorme di un movimento ripetuto per calmare forti stati di ansia. Parlo piuttosto di movimenti apparentemente normali ma ugualmente ripetitivi e inconsapevoli, che finiscono per essere tipici di una persona.

In questi movimenti è contenuta una reazione emotiva antica che persiste nel tempo, una modalità di reagire a rimproveri, a delusioni, a dolori, a paure, una modalità nata nella nostra infanzia o adolescenza. Se un movimento ci aiuta ad esorcizzare antiche sensazioni negative, finisce per diventare un'abitudine che rimane.

Ci sono persone che muovono velocemente la gamba facendola sobbalzare ritmicamente sul piede come a mostrare che stanno aspettando al limite della perdita della pazienza; altri che tendono a tenersi le mani, massaggiandosele e stringendosele, come se avessero da poco fatto a pugni; altri che girano continuamente la testa in tutte le direzioni come ad assicurarsi che non ci sia nessun pericolo in arrivo.

I movimenti caratteristici sono veramente tanti e tutti di grande interesse nel rivelare alcune situazioni passate. C'è chi si tiene sempre la fronte con le mani come a mantenere troppi pensieri; o chi digrigna i denti anche quando dorme come se macinasse una rabbia che è ancora continuamente presente. Alcuni inghiottono spesso, forse tentando di mandare giù bocconi amari; altri portano continuamente le mani verso l'alto come a voler riportare tutto alla propria attenzione vigile e cosciente.

Alcune persone hanno movimenti sempre bruschi, poco delicati, creando danni intorno a sé come elefanti in un negozio di cristallerie, e altri all'opposto sono così attenti a tutti i movimenti che non prendono mai il loro spazio. Altri ancora si muovono con lentezza esasperante, come di chi non ce la faccia a sopportare fatiche immani o sia convinto che tutto quello che farà non servirà a niente. E altri corrono sempre a perdifiato, non hanno mai tempo e sono sempre in ritardo; ma poi veramente per cosa?

La consapevolezza e la comprensione dei propri funzionamenti

Come agisce, quindi, la memoria corporea?

La memoria corporea ha effetto sia sull'esterno che sull'interno. Gli effetti sull'esterno li abbiamo analizzati finora: rappresentano l'insieme di messaggi che costituiscono la comunicazione non verbale e che influenzano pesantemente gli altri e il loro atteggiamento nei nostri confronti.

Anche su noi stessi, però, queste ripetitività di movimenti, toni muscolari, percezioni e posture hanno una grande influenza, in quanto ci trasmettono in modo sottile e strisciante quegli stessi stati d'animo che le hanno generate e che vi sono rimasti intrappolati. La memoria corporea è una continua fonte che rinnova, a nostra insaputa, vecchie paure, vecchie rabbie, stati d'animo di sconfitta e di rassegnazione, ansie, dolori e dispiaceri, vecchie ferite, sensazioni di inadeguatezza, vecchie modalità di controllo.

Noi crediamo che le antiche vicende siano ormai superate, ma in realtà continuiamo a portarcene dentro gli effetti. La memoria corporea è il tramite che rende queste vicende ancora attive, ancora piene di significato e di carica emotiva, come se fossero presenti ancora oggi.

Perciò uno degli scopi della terapia è sciogliere queste tracce nell'organismo e, come già detto, nell'intera persona non frazionata ma nella sua interezza. Liberare i vissuti incapsulati, ripristinare il funzionamento pieno e mobile in modo che le antiche vicende diventino veramente "storia", rimangano sì vive, ma nei ricordi e non come fonte attuale di emozioni negative.

Un ulteriore problema consiste nel fatto che gli effetti di queste antiche tracce, di queste alterazioni divenute croniche, ricadono purtroppo sulla nostra vitalità. In effetti diminuiscono la nostra capacità di muoverci in modo libero e pieno, di avere slanci, passioni, guizzi di gioia. Diventiamo limitati come lo sono i movimenti, le posture, le tensioni.

Invece nella vita abbiamo bisogno delle nostre piene capacità per affrontare adeguatamente tutte le situazioni. Dobbiamo poter essere duri quando è il caso, ma anche saper ritrovare la tenerezza con le persone con le quali non è necessario combattere. La virtù non sta nel mezzo! Ma sta nella capacità di andare da un polo all'altro senza essere limitati.

Essere sempre duri ci farà vivere male così come certamente soffriremmo nell'essere sempre teneri. A volte dobbiamo essere rapidi e veloci nel prendere decisioni ed affrontare situazioni emergenti ma guai a non saper recuperare ritmi lenti e morbidi quando non vi è più alcun bisogno di scattare. Ci sono persone che trovano mille cose da fare in una girandola vorticosa anche quando potrebbero godersi momenti di pace e di riposo. E altri che finiscono per farsi scappare buone occasioni perché si muovono sempre con troppa lentezza, anche quando dovrebbero prendere un treno importante nella loro vita.

Le limitazioni, le ripetitività, le stereotipie ci rendono meno plastici, meno capaci di adeguarci alle situazioni circostanti e, quindi, meno capaci di ottenere quello che desideriamo, quello che è più adatto al nostro benessere, ad una condizione di contentezza e di soddisfazione.

Non che si debba essere sempre gioiosi. La vita è anche dolore e dispiacere, ma non scontentezza cronica, lamentela continua, sofferenza ad oltranza.

"Gimmy era venuto in terapia per una grave forma di fobia che gli impediva di muoversi da solo, di camminare e di prendere i mezzi pubblici. In realtà, al di sotto di questi sintomi emerse una situazione di tristezza e di disperazione più diffusa e molto antica. Gimmy aveva avuto pochissimo calore quando era bambino e da allora combatteva con insicurezze di ogni tipo, anche se si faceva forza per essere un "vero uomo".
Allentando le tensioni muscolari del viso di Gimmy, alla mascella soprattutto e agli occhi, emerse un acuto dolore alla spalla e al braccio. Questo stesso dolore gli era venuto quando era andato a fare il servizio militare, e gli era durato poi per anni. Un dolore che lo spaventava e che lo costringeva a ricoverarsi in infermeria anche se i medici poi non trovavano niente di concreto.
Proseguendo nella terapia, emerse in modo più chiaro che cosa era contenuto in questo brandello di memoria corporea che Gimmy aveva

completamente dimenticato. Da bambino una scena gli faceva molta paura, lo mandava nel panico più totale: quando la madre si arrabbiava e minacciava di picchiarlo. Gimmy alzava la spalla e il braccio destro (proprio quelli del dolore acuto) per difendersi da quella tempesta. Non erano state tanto le botte a farlo star male (che poi in verità aveva avuto poche volte), ma questo andare in furia della madre, il dispiacere e la paura per quella collera che lo faceva sentire cattivo.

Così più tardi, all'epoca del militare, Gimmy aveva dovuto combattere come da piccolo con il suo desiderio di tenerezze, di coccole, con la sua grande voglia di calore e affetto rispetto alla necessità di indurirsi, di fare "l'uomo", di affrontare le umiliazioni e le sofferenze della vita di caserma. E aveva irrigidito nuovamente spalla e braccio."

"I primi massaggi sulla schiena risvegliarono in Clara sensazioni sepolte che ci chiarirono già dall'inizio il nucleo dei suoi problemi. Nonostante la presenza intensa e affettuosa della mia mano, Clara mi sentiva distante. Aveva la netta sensazione che io non mi occupassi di lei, che fossi assente, che potessi andarmene da un momento all'altro. Procedendo, la sensazione più netta era sì di piacere, ma un piacere in cui si mescolava, in modo evidente ma per lei incomprensibile, una forte sensazione di oppressione. Tutto questo la schiena lo aveva conservato dentro di sé.

Clara aveva sempre mitizzato il rapporto all'interno della sua famiglia, ed in particolare quello con la madre. Con lei aveva avuto frequenti abbracci e, anzi, spesso era andata nel suo letto per sentire il calore del suo corpo pieno e formato. Nella terapia, però, emersero a poco a poco delle sgranature in questo quadro idilliaco, le sgranature che in effetti Clara avvertiva nella sua vita sia affettiva che professionale, senza poter capire da dove derivassero.

In famiglia vi era stato sì calore e la madre aveva avuto contatto con i figli, ma tutto era stato mantenuto in uno stato di costruzione voluta più che di concretezza. Clara era stata spesso insoddisfatta dei contatti con la madre: si metteva con la sua schiena accucciata contro di lei, ma spesso la madre dormiva, pensava ad altro, e comunque non le faceva sentire attivamente la sua presenza affettuosa: Clara sognava una carezza, una parola indirizzata chiaramente a lei, un sorriso. Clara si struggeva in un desiderio che difficilmente poteva essere colmato e, con il desiderio insoddisfatto di questi "buoni sentimenti", aveva fatto tacere il senso di oppressione che i legami familiari e certe situazioni in particolare finivano per procurarle.

In terapia ci furono molti suoi pianti di struggimento, come di affetto non avuto, che lei all'inizio non riusciva a comprendere. Poi però, a poco a poco, ciò che la memoria corporea della schiena aveva rivelato divenne chiaro anche a lei. Divenne chiaro come anche nel suo rapporto di coppia, in nome di un affetto "caramelloso", non riuscisse a vedere le situazioni oppressive e a liberarsene senza grandi tragedie. Quando cominciò a farlo si sentì molto meglio. Si sentì meglio anche sul lavoro, dove cominciò a distinguere tra il voler bene a tutti i costi (la situazione vecchia) e il seguire chi avesse veramente competenza e ricchezza da trasmetterle."

"**M**ariella, invece, recuperò la sensibilità cutanea che aveva completamente perduto. Toccare il suo corpo non le dava più niente da tempo, come se da piccola non avesse potuto sopportare una certa ambiguità del contatto ricevuto e avesse chiuso completamente quei canali.

Solo un'altra volta nella sua vita vi era stata una riapertura della sensibilità: dopo il matrimonio. Ma era stata una sensazione così spiacevole e dolorosa che l'aveva considerata una vera e propria malattia. Ora invece, dopo un preciso lavoro in terapia, il tocco era diventato molto piacevole: sensazioni sottili e leggere, piccoli brividi, "correntine" piene di vitalità".

"**A**ntonietta era la seconda di due figlie. Piena di vitalità quando era giovane; a 40 anni, quando venne in terapia, era una donna distrutta e piena di acciacchi. Soffriva di pressione alta, di giramenti di testa, di affanno, di dolori alle gambe. Ci volle un intenso lavoro per recuperare le sue parti ancora vitali, per ritrovare il nucleo profondo di quella bambina sbarazzina che era stata.

Durante questo percorso, Antonietta provò a sperimentare il movimento gioioso e intenso della lotta, del potersi scontrare utilizzando giocosamente le forze del corpo. E lì trovammo quello che era già in parte chiaro che avremmo trovato: un'esperienza fortemente negativa che l'aveva segnata per tutta la vita. Antonietta si sentiva perseguitata dalla sorella più grande, nonostante avessero solo 2 anni di differenza. La sorella più grande la rimproverava per ogni cosa che secondo lei non andava, e tendeva spesso a picchiarla.

Per un lungo periodo Antonietta cercò di contrastare la prepotenza della sorella maggiore come meglio poteva. Ricorrere alla madre non sarebbe servito perché si schierava sempre con sua sorella. Il padre poi era sempre malato e debole e Antonietta si faceva un vanto di aiutarlo, di sostenerlo, di essere la sua consolazione. Doveva dunque arrangiarsi da sola.

In terapia ricordò perfettamente come cercasse di far fronte alle botte della sorella, come si avvinghiasse a lei in un tentativo impari di lotta, stringendo pugni e denti per non buscarle e per cercare di avere almeno una volta partita vinta. E quando finivano queste lotte, Antonietta si sentiva stremata, si sentiva morta! Aveva proprio le stesse identiche sensazioni che avrebbe poi avvertito da grande, quando lamentava i suoi tipici crolli di pressione con quei brutti malesseri in cui le sembrava di morire.

La terapia le restituì il senso piacevole della forza, della vitalità: ma solo dopo aver ritrovato un appoggio pieno e incondizionato, dopo aver soddisfatto completamente il bisogno di essere tenuta e sostenuta".

CAP.3 - LA TERAPIA

La persona-organismo nel Neo Funzionalismo

Un concetto nuovo di Psicoterapia

Quando ci si ammala, non è il nostro corpo o la nostra psiche che si ammalano: si ammala il nostro organismo che è un'unità inscindibile di questi due aspetti. La perdita di salute è, dunque, anche perdita di benessere e di vitalità. La nostra "anima" finisce per richiudersi anch'essa, in molteplici pieghe che diventano nascoste e incomprensibili anche a noi stessi. E' là che diventiamo incapaci di capirla. Soffriamo e spesso non sappiamo perché. Diventiamo opachi a noi stessi e agli altri. Perdendo così il contatto con noi stessi, ci perdiamo in mille strade tortuose e buie, in dettagli a volte meschini e insignificanti.

Un concetto nuovo di terapia, dunque, non poteva più corrispondere ad un intervento parziale, limitato ad un solo aspetto dell'essere umano, ma doveva poter agire su più ampio raggio, su tutto il Sé e sui suoi valori più significativi, senza escludere il corpo e senza dimenticare l'anima.

Cominciammo ad occuparci di una psicoterapia più ampia che coinvolgesse anche il corpo già nel '68. Era un campo ancora in parte sconosciuto e nel nostro paese non c'era nulla al riguardo. Fummo noi del Centro di Napoli a far venire Lowen in Italia per la prima volta nel '74, così come altri studiosi che affrontavano il problema del rapporto mente-corpo tra i quali alcuni continuatori di Wilhelm Reich americani e della scuola norvegese che lui aveva fondato nella sua permanenza ad Oslo, prima di trasferirsi in America.

Da allora ho cominciato a costruire, nella scuola di Napoli, un nuovo contributo che rendesse concreto e operativo il pensiero olistico, sviluppando il punto di vista che ho definito *Funzionale*: una modalità di affrontare la complessità da tutte le angolazioni possibili, guardando alle *Funzioni* degli organismi viventi e alla loro interezza, senza frammentarli in sottoparti e in categorie.

La psicoterapia Funzionale, in questo lungo percorso, era partita dal considerare il corpo come essenziale nella psicoterapia. Ma l'idea non era quella di intervenire sul corpo, quanto piuttosto quella di cercare di capire in che modo corpo e mente si intrecciassero sia nell'ammalarsi che nella cura. Non si poteva far finta che in psicoterapia il corpo non ci fosse, illudersi di cancellarlo: ad esempio, con il terapeuta che cerca di non essere visto, che parla il meno possibile, che non deve far trapelare le proprie emozioni, che deve essere neutrale e trasparente.

Prima si pensava che ogni azione diretta tra terapeuta e paziente portasse a una scarica dell'emozione non utile alla terapia, a un bypassare la presa di coscienza. Tutto doveva, invece, procedere sempre attraverso l'elaborazione mentale, simbolica.

La psicoterapia Funzionale ha finito per rivoluzionare questi concetti, mostrando che la relazione tra paziente e terapeuta è *terapeutica* non solo a livello verbale e simbolico, ma quando coinvolge direttamente anche le emozioni, il contatto, l'interazione profonda tra i due. Psichico e corporeo sono un tutt'uno, e tutte le Funzioni dell'organismo sono paritetiche allo stesso livello, tutte egualmente importanti per la vita. Dunque non esiste un "mentale" che controlla dall'alto tutto l'organismo ma un organismo che ha dentro di sé, alla pari con gli altri livelli (movimenti, posture, sensazioni, sistemi fisiologici interni), anche Funzioni come la razionalità, l'immaginare, il ricordare, il simbolico. E' l'intero organismo che funziona bene o può alterarsi: nel movimento, nella forma del corpo, nella respirazione, nel sistema neurovegetativo, nel tono muscolare, nel tono della voce, così come nelle fantasie, nell'immagine di se stessi, nei valori simbolici. Ed è l'organismo che deve essere recuperato in tutte queste *Funzioni*, altrimenti non riacquista integrazione, mobilità e capacità di star bene.

Il nuovo concetto di salute deve mirare a far sì che l'organismo sia egli stesso capace di star bene: lui stesso capace di produrre le vitamine che gli occorrono estraendole dai cibi, di mettere in circolo gli ormoni e i neurotrasmettitori che gli danno calma, rilassatezza, benessere, sonno, gioia, piacere, oppure forza, consistenza, sicurezza.

Non si può pensare di fornire dall'esterno quello di cui l'organismo è patologicamente carente. Non si può pensare veramente di poter calmare definitivamente l'ansia con le benzodiazepine (i comuni ansiolitici) anche se queste sono utili coadiuvanti in certi momenti. L'ansia non scomparirà mai, infatti, se il respiro rimane corto e affannoso, se il diaframma è teso e non permette una respirazione diaframmatica, se il tono muscolare di base di alcuni muscoli fondamentali del corpo resta cronicamente elevato. Le benzodiazepine possono modificare momentaneamente gli effetti di tutti questi meccanismi, ma l'ansia continuerà ad essere prodotta all'interno dell'organismo stesso, in un cortocircuito che non sarà mai sciolto né dalle sole pillole né dalle sole parole.

La pillola della felicità è un'altra illusione: le endorfine, ormoni prodotti dal nostro cervello, danno una sensazione di benessere e di serenità, ma prodotte artificialmente e somministrate dall'esterno non funzionano. Per l'organismo diventa ancora più difficile produrre da sé le endorfine necessarie. Di contro, a seguito di un trattamento ben condotto di psicoterapia integrata mente-corpo, di un'efficace azione di rilassamento profondo, è l'organismo del paziente stesso a produrre maggiori quantità di endorfine. Dopo una seduta in cui si è arrivati ad uno stato di allentamento profondo, si raggiungono sensazioni intense di benessere, di serenità, di felicità e se andassimo a misurare il tasso di endorfine nel sangue noteremmo che il loro livello è aumentato dopo il trattamento. E questo per aver agito su tutti i livelli dell'unità corpo-mente, direttamente su di essi e, in special modo, anche su quelli biologici più profondi, irraggiungibili con modalità più parziali.

La psicologia Funzionale

La psicologia Funzionale ha sviluppato questo modo di vedere, *integrato*, andando ad osservare non solo il corpo a livello macroscopico (i movimenti, i gesti, le espressioni del viso), ma anche i meccanismi più sottili che regolano il funzionamento biologico dell'uomo (il respiro, il sistema neurovegetativo, il tono muscolare di base, il sistema propriocettivo): un vero e proprio sistema di regolazione, che ha grande importanza per la salute e il benessere.

E' superata, ormai, l'idea che sia sufficiente "far muovere" il corpo per avere degli effetti terapeutici validi. Appartengono al passato quei gruppi di terapia nei quali si gridava, si tirava fuori la rabbia, ci si muoveva per liberare l'energia, per scaricare le emozioni forti.

Appare sempre più chiaro che non dobbiamo tanto far emergere il dolore che le persone hanno dentro, ma soprattutto *modificare* gli effetti negativi delle loro esperienze passate. Per modificare, quindi, bisogna agire nella direzione giusta e non a casaccio, bisogna far cambiare verso un funzionamento che sia mobile e integrato su tutte le Funzioni del Sé.

La psicologia Funzionale ci dice esattamente quello che dobbiamo fare per riequilibrare la persona e portarla verso un benessere stabile e profondo.

Il ritorno di vecchi sintomi

Ciò che accade di solito durante un trattamento di terapia Funzionale ci conferma che una metodologia di tipo integrato va a toccare effettivamente i nuclei profondi della salute e del benessere.

Accade sempre che si arrivi ad una fase in cui riemergono dei *sintomi antichi*, dei disturbi che erano stati caratteristici durante l'infanzia o l'adolescenza. Può trattarsi di un arrossamento della pelle, un dolore alla gola, una colite, una paura infantile, una febbricola. Può persino capitare che ritorni un dolore alla gamba là dove vi era stata una frattura più di 20 anni prima.

L'organismo ricorda! Il corpo conserva dentro di sé le tracce del passato, anche dei vecchi sintomi. Ma quando questi riaffiorano, sono molto meno virulenti, non debilitanti e durano molto meno. E' come se l'organismo, nel toccare i funzionamenti più profondi, ritrovasse la radice su cui si poggiavano (e continuano a poggiarsi) i disturbi caratteristici della persona. Come se queste prime o antiche disfunzioni dovessero essere "ricucite" ripartendo daccapo, ritornando al momento in cui si sono formate per ripercorrere poi una strada diversa.

Questa spiegazione potrebbe apparire misteriosa e poco scientifica se non avessimo la possibilità di guardare all'interazione di tutti i livelli psico-corporei. Oggi sappiamo che un massaggio profondo (un particolare tipo di massaggio) può andare a trasformare il tono muscolare di base di alcune parti del corpo e con esso tracce di avvenimenti molto antichi. Oggi sappiamo che esiste una *memoria corporea* a vari livelli e che le varie Funzioni psico-corporee si possono alterare in modo permanente. Se noi abbiamo un metodo per intervenire sul loro funzionamento, non sarà più un mistero se in terapia ritornano i foruncoli dell'adolescenza, o la tosse di una violenta broncopolmonite che aveva messo in pericolo la vita del paziente quando era piccolo.

"**M**ariella ebbe una serie di eruzioni cutanee, di macchie rosse (tipo allergia) alle gambe. Non aveva mai sofferto di questo genere di disturbi (né aveva mangiato qualcosa che li giustificasse) se non all'età di 6 anni; e ne aveva sofferto fastidiosamente per diverso tempo.

In terapia, invece, queste eruzioni non durarono
più di qualche giorno ognuna, per poi scomparire
definitivamente."

"A **V**aleria tornò una colite violenta proprio
come quella che l'aveva tormentata quando era
adolescente. E più avanti, la terapia fu
caratterizzata da un'esplosione di orticaria sulla
pelle della schiena, delle braccia e delle spalle
identica a quella che aveva avuto all'età di 3 anni;
un'eruzione che aveva impedito ai suoi genitori di
farle il bagnetto per un po' di tempo, curata a
fatica con pomate di vario genere."

Gli esempi da citare non si contano perché in tutti i
trattamenti di psicoterapia Funzionale ho sempre
riscontrato, in modo più o meno evidente, il riaffiorare
di vecchi sintomi. In tutti si rimettono in moto profondi
meccanismi biologici.

Sensazioni simili ai sintomi

Un secondo fenomeno di estremo interesse è
costituito dal fatto che in terapia vi sono momenti in cui
si sviluppano sensazioni simili ai sintomi, ma in un certo

senso anche molto diverse. Questo costituisce un'ulteriore prova che siamo andati a toccare i "pulsanti di regolazione" dell'organismo.

Può venir fuori, ad esempio, una sensazione di giramento di testa molto simile al disturbo che il paziente accusa venendo in terapia. Ma le caratteristiche di fondo sono notevolmente diverse. Questo giramento di testa non è brusco, non è pauroso, non è violento, anzi è morbido ed è persino piacevole. Possiamo dire che più che un giramento di testa vero e proprio è un "allentamento" dolce e tranquillo del controllo (non brusco e improvviso), proprio come avrebbe dovuto essere se una persona avesse mantenuto il suo iniziale stato di salute e benessere.

In fondo, i sintomi altro non sono che un rimettersi in moto di meccanismi naturali, di meccanismi che erano stati bloccati per anni e che ad un determinato momento fanno sentire la loro presenza nuovamente. Solo che questo avviene in modo virulento, in modo brusco e alterato, in un modo che crea sofferenza e malessere. Ma il sintomo ci dà sempre segnali chiari che qualcosa si sta muovendo, avvertendoci che è arrivato il momento in cui dobbiamo assolutamente riaprire vecchi canali altrimenti l'acqua che si è accumulata da anni irromperà creando seri danni. I sintomi non sono benefici, certo, ma sono il tentativo dell'organismo di ritornare a nuclei sani di funzionamento, di ritrovare un'integrazione perduta, anche se il tentativo crea disagi e malesseri. Perciò i sintomi, più che avere un significato simbolico, più che rappresentare un conflitto, raccontano una storia e sono esattamente quello che sono: i vari livelli dell'organismo che si rimettono in funzione in modo forte ed esagerato, i vari livelli Funzionali che tentano di riaprirsi, a volte, in modo esplosivo.

"Piero, dopo un lungo lavoro terapeutico sulle sue gambe (sempre doloranti), prende ad agitarsi dibattendosi in un'ansia che va montando. E' la stessa sensazione che gli veniva improvvisamente per la strada e che lo paralizzava: qualcosa che sale, la sensazione di non potersi più fermare. Ma ora in seduta si capisce meglio di cosa si tratti perché la sensazione è meno forte e perché insieme a questa sensazione (grazie al lavoro terapeutico svolto) vi sono respiri profondi e sbadigli che tendono ad addolcirla, atteggiamenti del corpo più morbidi, irrigidimenti oramai sciolti.

Piero arriva a sentire che quelle sensazioni interne altro non sono che nuovi movimenti e nuove aperture che tendono a diminuire il suo vecchio e rigido controllo.

Ora può proseguire in questo "scioglimento" senza rischiare, come prima della terapia, che questo tentativo di allentare il controllo finisca in un grave malessere o in una vera e propria malattia".

"**A**nna Lisa, dopo un massaggio lungo e profondo alle gambe volto a mobilizzare proprio quelle fasce muscolari che sono sempre tese, accusa dolori ai polpacci e un certo senso di oppressione al torace (proprio come quando le viene l'attacco di asma). Ma poi, continuando il massaggio, il dolore diminuisce, si scioglie e il respiro diventa aperto e libero come raramente lo è per lei.

Osservandola dall'esterno risulta ben evidente che Anna Lisa non si irrigidisce e non "accartoccia" le gambe come fa di solito nelle sue crisi; il suo corpo, invece, si stende e si apre insieme al respiro. Alla fine racconta che ha provato tanti piccoli "brividini" scendere piacevolmente verso il basso e una voglia gioiosa di abbandonarsi completamente.

Qualche tempo dopo, proprio durante una seduta, le torna il fischio classico della crisi d'asma. Ma è solo il residuo di un disturbo che all'inizio era fortissimo e che ora si presenta sempre più raramente. Il fischio a poco a poco si placa, con l'aiuto di una respirazione diaframmatica, nella pancia, del tutto opposta a quella alta e toracica che si ritrova sempre nell'asma. Anna Lisa sente un benessere che la pervade lentamente, tutta."

E' come se la terapia andasse a suscitare i vecchi meccanismi patologici sino ai più piccoli residui, per poterli sciogliere completamente come neve al sole.

"Maura, alla ventitreesima seduta, avverte nettamente sensazioni di pesantezza e un certo movimento interno alla testa, come "di un mulinello che spappolasse tutto". Sono le stesse sensazioni - mi dice - che prova quando viene assalita dalle sue terribili crisi d'angoscia. Ma non è proprio uguale. Assieme a quelle, avverte anche come un sollievo, come se queste sensazioni, in fondo, l'aiutassero a rimuginare di meno, a non soffermarsi così tanto sui suoi soliti pensieri negativi"

Il ritorno di sensazioni sepolte

E' indubbio che molto spesso i pazienti avvertono sensazioni che definiscono strane. Questo si spiega con il fatto che ritornano ad avvertire sensazioni interne che prima erano completamente chiuse. Ritorna una sensibilità alla vita biologica che dovrebbe essere sempre aperta e che, invece, nei processi di alterazione del Sé, si era persa.

Molti pazienti acquistano una sensibilità per i cambiamenti metereologici: una dote del tutto naturale che troppo spesso perdiamo. Altre volte le sensazioni sono più legate alla storia della persona.

"A **Gimmy**, nel ritrovare una respirazione diaframmatica profonda (prima della terapia era tutta superficiale e toracica), vennero leggeri sensi di vertigine: sentiva la testa come "all'interno di una cupola di cristallo"

"**P**iero avvertiva piccole correnti attraversargli alcune parti del corpo e una netta sensazione di freschezza interna. Altre volte aveva provato delle vere e proprie scariche elettriche: al bacino e alle gambe, alla schiena e al viso, o ancora alla mascella. Piero aveva la mascella cronicamente contratta e di notte stringeva i denti senza accorgersene. Dopo l'emergere di queste sensazioni, la mascella andò aprendosi sempre di più e Piero non dovette più ricorrere, come aveva pensato di fare, a specialisti in ortodonzia per un intervento correttivo di tale disturbo.

La mascella contratta è una delle tante possibili alterazioni muscolari che chi lavora anche sul corporeo è abituato a vedere e a risolvere normalmente "

"Nel lavorare con la gola e con la voce, **A**lessandra avvertì molte vibrazioni al diaframma: il muscolo respiratorio più importante che attraversa trasversalmente il nostro corpo, innestato sulle ultime costole in basso, e dietro sulla schiena più o meno alla stessa altezza. Le vibrazioni erano prolungate e come "sonore", accompagnate da strane e intense sensazioni all'interno di tutto il corpo."

Molti dei dolori che avvertiamo sono dovuti a tensioni del diaframma, contratto per una respirazione alterata. Spesso le zone di innesto del diaframma alle costole sono indolenzite, tanto da far male al toccarle. D'altra parte la respirazione è uno dei sistemi più importanti di regolazione del nostro organismo, poiché agisce direttamente sul neurovegetativo (equilibrio tra simpatico cioè allarme, e vago cioè calma), sulla frequenza del battito cardiaco, sull'equilibrio sodio-potassio, sul meccanismo di ritenzione dei liquidi, tanto per citare gli esempi più importanti.

"Il caso di **M**ariella è un esempio di sensazioni molto frequenti in psicoterapia Funzionale. Se inizialmente non riusciva neanche a sentirsi "sdraiata" sul lettino, tanto era tesa e trattenuta, arrivò ad avvertire le gambe e la testa pesanti, completamente affondate nel materasso. In seguito arrivò anche a percepire finalmente la stanchezza chiusa ed accumulata, con mille sbadigli che la scioglievano e il naso con le mucose gonfie: tutti effetti ben noti quando si riapre la respirazione diaframmatica.

In un'altra seduta, avvertì strane sensazioni alla gola e un tremore interno, al diaframma, alle braccia e alle mani."

E' molto probabile che queste sensazioni di correnti, di vibrazioni, di formicolii, di tremori, siano tutte da ricollegarsi a una ripresa della vitalità di quelle zone del corpo, a un rifluire pieno del sangue, ad una buona ossigenazione, a un ricambio efficace delle sostanze di scarto nel metabolismo profondo dei tessuti.

Rivivere le sensazioni del passato

Il risveglio del corpo può manifestarsi anche con il riemergere di vecchie sensazioni. Le distinguiamo dai vecchi sintomi perché non si presentano direttamente come un disturbo. Sono piuttosto delle sensazioni incredibilmente simili a quelle che la persona aveva provato nella sua vita molti anni prima, in genere nell'infanzia.

"Lorella si mise a piangere come non faceva da anni, anzi come faceva solo da piccola: un pianto a singhiozzi, a dirotto, totalmente aperto."

"Maura ebbe sensazioni alterate di se stessa: più allungata, con la testa in basso, più schiacciata sul lettino. Erano proprio le sensazioni che provava quando, intorno ai 10 anni, si metteva sul letto della sua cameretta a fantasticare."

"Lola ebbe un senso di nostalgia forte per il terapeuta tra una seduta e l'altra. La stessa nostalgia che aveva provato per la madre quando la lasciò per un lungo periodo dai nonni."

"Antonio ritrovò il piacere di lasciare al suo terapeuta il compito di tenere il filo della terapia, di raccogliere e conservare tutto quello che veniva fuori. Una volta tanto non era lui che doveva capire, badare a ciò che accadeva, pensare a cosa potesse essere utile e necessario, come aveva dovuto fare sempre nella sua vita. Ritrovò la sensazione di "essere portato per mano" da suo padre, con un perduto senso di contentezza e di sicurezza: quando era piccolino quasi si appendeva alla sua mano, facendosi un po' portare, mentre si beava ad osservare tutto ciò che lo interessava: un cagnolino che passava, un altro bambino, una vetrina di un negozio."

Il corpo si risveglia e la tristezza diviene ricordo

La fase della terapia in cui emergono sensazioni così antiche e profonde è una fase molto importante ma anche molto delicata. Il corpo si risveglia, ed emerge qualcosa che era rimasto sepolto per moltissimo tempo. Il contatto con se stessi, con l'antico, con le sensazioni piacevoli della propria infanzia è molto bello. Ma viene molto spesso accompagnato da un senso di profonda tristezza, di struggente nostalgia per qualcosa che è andato perso, per un periodo che non può più tornare; e anche per una sensazione di calore e di affetto che è stata troppo rara nella nostra vita e che avremmo voluto assaporare molto di più.

Ma se il terapeuta è attento a questa fase delicata e lavora con metodi appropriati proprio su questo punto, a poco a poco le sensazioni antiche risvegliate prendono colorazioni più positive e assumono un carattere di stabilità. La persona sente che può ritrovarle non tanto nel passato ma soprattutto nella sua vita attuale; sente che può gioirne anche oggi, una volta che si sono riaperte e sa che non le perderà mai più.

Le antiche sensazioni, allora, diventano qualcosa di più che un riemergere del passato. Diventano *Funzioni* che si riaprono, diventano un risveglio del corpo nell'oggi, nell'attuale. La tristezza rimane relegata al passato, si storicizza, diventa solo un ricordo. Non è che scompaia, ma non resta più subdolamente incapsulata pronta ad infilarsi nel nostro umore di fondo.

"Lola, a 28 anni, sogna per la prima volta il padre da quando è morto. Lo sogna allentando la morsa di dolore chiuso che la stringeva e che le aveva persino impedito di piangere alla sua scomparsa. Lo può sognare avendo ritrovato nel terapeuta un nuovo padre, un padre con cui "rimarginare le vecchie ferite" e ritrovare una tristezza che non è più disperazione sorda."

"Piero avvertì che le sue gambe erano "accumulatrici" di tensione: in superficie erano agitate, ma a livello profondo erano dure e i muscoli non cedevano. Con un lungo lavoro sui muscoli, sulle sensazioni e sulle emozioni corrispondenti, le gambe di Piero divennero pesanti, come di piombo, completamente lasciate. Sotto, i muscoli divennero cedevoli e morbidi. Piero avvertiva, quando le sue gambe lasciavano, un senso di pace che - sosteneva - era persino difficile a descriversi, tanto era nuovo e intenso."

"**A**lessandra, una volta riaperta la respirazione diaframmatica e recuperata una buona vagotonia di fondo (il sistema della calma) iniziò ad avere numerose sensazioni piacevoli e di benessere, sensazioni vitali, percezioni nuove e creative.

Vide un profondo colore blu dietro le palpebre chiuse, sentì uno scorrere intenso nelle mani, ondate nelle gambe, tremiti nella bocca, una pulsazione profonda nel bacino. Percepì che, finalmente, i suoi ritmi potevano rallentare; anzi, percepì il tempo rallentato. E ancora: colore viola e poi colore rosso dietro gli occhi, gli occhi sciolti, il fresco sopra il suo corpo, il corpo ben appoggiato e sprofondato nel lettino. Tutte sensazioni in parte nuove, come di una piacevole scoperta della vita e della sua varietà dentro di sé.

Sonno e sogni

"Mariella rifece un vecchio sogno ricorrente, ma con un finale diverso. Doveva arrampicarsi su di una collinetta per cercare qualcosa di importante. Quando è sulla sommità, si accorge che sotto di sé c'è un vuoto pauroso, ma la sua meta è qualcosa di bello che sta lì sotto, sotto il precipizio. Deve per forza saltare per scendere giù. Ma invece di cadere come al solito e svegliarsi impaurita e sudata, questa volta plana dolcemente sino al fondo, sentendo tutto il suo corpo che l'aiuta a scendere con leggerezza nella valle "

"Anche Anna Lisa ha modificato i suoi sogni: ora sono molto meno contorti e oscuri, molto più serenamente vicini alla realtà. E riesce anche a dormire a pancia sotto, con una sensazione deliziosa di un tenero massaggio sul ventre, o supina, con una nuova e piacevole sensazione di un corpo che si apre completamente, si allarga, si abbandona; posizioni che prima non poteva assolutamente prendere, costretta come era a dormire solo sul fianco."

E' molto frequente che i sogni si modifichino per effetto della terapia, diventando sogni più aperti, meno criptici e intricati, come se il groviglio delle emozioni nascoste si fosse srotolato e permettesse alla persona di stare più tranquillamente in contatto con il suo nucleo profondo, senza doversi nascondere dietro strane immagini.

Anche il sonno in genere cambia notevolmente. Insonnie irriducibili vengono finalmente debellate senza bisogno di sonniferi, e la stessa qualità migliora: il sonno diviene profondo e ristoratore. Le persone non si svegliano più stanche, stanche ancor prima di iniziare una nuova giornata. Anche le posizioni in cui si può dormire si aprono.

In fondo è tipico dei bambini piccoli, che sono sereni, potersi addormentare tranquillamente anche supini, magari con le braccia alzate sopra la testa e dolcemente abbandonate, senza nemmeno bisogno di cuscino e, quindi, con la testa reclinata leggermente all'indietro, senza alcuna paura di precipitare. Una posizione completamente indifesa che denota una buona capacità di *lasciare*, senza timori e senza allarme.

I bambini dormono tranquillamente anche di pomeriggio, senza quei tipici sobbalzi che affliggono molti adulti e che li fanno risvegliare allarmati come se stessero cadendo. In effetti quei sobbalzi, quella sensazione di cadere, altro non sono che il lasciare dei muscoli, il farsi pesanti e dunque lo sprofondare di qualche frazione di centimetro in più nel letto o sul divano. Ma anche questo piccolissimo sprofondare viene vissuto come allarme e come caduta da chi non riesce più ad abbandonarsi e lasciare il proprio peso con serenità al letto, da chi continua a tenersi anche quando dorme.

Con la terapia, la qualità del sonno migliora. E questo anche perché con la terapia la respirazione si apre, la mascella si disserra e si allentano sia la gola che i canali che la collegano al naso.

Le risorse profonde dell'organismo

Spesso sono proprio gli antichi ricordi sepolti e dimenticati a riaprirsi con il risveglio del corpo, anche se non sempre ritrovare sensazioni di benessere deve per forza corrispondere a ritrovare ricordi di vicende precise.

In effetti la psicoterapia Funzionale va molto al di sotto della coscienza e della volontà. Gli effetti si producono anche se la persona ha dei dubbi. La psicoterapia Funzionale agisce su livelli *psicobiologici:* su quei livelli profondi in cui corpo e mente, nonostante le vicende che li hanno portati a separarsi, sono ancora uniti e integrati; là dove si trovano le prime radici delle malattie e dove è possibile riprendere il funzionamento della salute e del benessere.

Non basandosi solo sulle parole, sulle libere associazioni, sui racconti di sogni, il paziente può anche non voler raccontare tutto, o sbagliarsi nel riferire un suo stato d'animo. Non importa, perché agli altri livelli del Sé (corporei, dei sistemi fisiologici interni, dei meccanismi biologici) noi ritroveremo comunque le vicende vissute, i problemi e le difficoltà. E sarà là che andremo ad agire, al di sotto di qualunque *resistenza* alla terapia, perché là la persona vuole veramente essere aiutata, l'organismo vuole assolutamente guarire e star bene.

La terapia è, in effetti, una *seconda* occasione, nella propria esistenza, di ripercorrere le strade di sviluppo che abbiamo già percorso dall'infanzia all'adolescenza (e oltre) con difficoltà, con delusioni, con carenze che hanno lasciato ferite e tracce nel nostro organismo. La terapia è l'unica possibilità di ripercorrere e ricostruire positivamente le *Esperienze Basilari del Sé*, i mattoni della vita. La terapia è l'unica occasione in cui una persona possa ritrovare quell'affidarsi totale che gli permetterà di riaprire e rendere positive quelle antiche Esperienze.

Il terapeuta è in effetti il *genitore buono*, il *genitore nuovo* che rende possibile questo percorso. E questo affidarsi non ha niente a che vedere con la dipendenza, né con una nuova autorità.

Non è che noi genitori abbiamo tutte le colpe di ciò che accade ai nostri figli, non è che siamo sempre noi i "cattivi"; ma certamente siamo noi adulti ad avere le responsabilità delle vicende dei figli, perché loro non possono incidere realmente sulla realtà circostante. Quando sono costretti a farlo troppo precocemente, lo pagano con disagi, carenze, disturbi della propria salute.

Purtroppo molto spesso anche noi genitori abbiamo ferite profonde mai curate e spesso non siamo stati messi a conoscenza di come fare sviluppare armoniosamente i nostri bambini e di come questo sia importante per la salute degli esseri umani adulti.

Troppo spesso non ci hanno dato modo di capire quello che stava accadendo ai nostri figli, non ci hanno dato i mezzi per interpretare in modo giusto i primi segnali di disagio e non ci hanno fatto sapere come intervenire per sciogliere le difficoltà al loro nascere.

Ecco perché il vero e importante obiettivo della scienza della terapia non può che essere quello della *prevenzione*, e della prevenzione precoce. Una prevenzione che oggi è resa possibile proprio dalle conoscenze che la psicoterapia ha accumulato sui meccanismi dell'ammalarsi ai livelli psichici e corporei, sulle modalità con cui l'organismo può mantenere lui stesso salute e benessere, senza dover ricorrere a mezzi esterni (spesso dannosi), ma attingendo a quelle enormi profonde risorse che ognuno possiede.

CONCLUSIONE

Abbiamo visto come sia fondamentale, in psicoterapia, agire anche sul corpo, sull'intera persona, se si vogliono raggiungere risultati stabili e profondi. Abbiamo anche ribadito che non è sufficiente "muovere" il corpo tanto per muoverlo, come andava di moda fino a qualche tempo fa, attraverso esperienze che si definivano terapeutiche ma che erano volte piuttosto a catturare l'interesse della gente. Non c'è niente di più facile che "smuovere le acque", provocare reazioni forti e sensazioni eclatanti: pianto, rabbia, paura; non c'è niente di più facile e appariscente che far venir fuori ciò che le persone tendono già ripetitivamente a far venir fuori. Ben altro è *far cambiare*.

Molto spesso questo tipo di esperienze venivano svolte in condizioni teatrali e appariscenti, con l'aiuto di apparati scenici, con momenti di cosiddetta "liberazione collettiva"; il tutto teso più a colpire l'immaginazione che a curare, dal momento che i problemi profondi di ciascuno non venivano nemmeno lontanamente sfiorati.

Smuovere sensazioni ed emozioni attraverso il corpo è facilissimo; il difficile è riportare la persona a star bene. I momenti di scarica nulla cambiano nel profondo, perché quando sono passati tutto ricomincia daccapo.

Avete visto quelle persone irascibili che ad ogni pretesto e ad ogni occasione si arrabbiano, gridano e buttano fuori aggressività? Se c'è qualcuno per il quale dovrebbe funzionare il principio della scarica sono certamente loro. Eppure la scarica non serve a molto, dal momento che in loro la rabbia è sempre là, pronta ad uscire nuovamente. Né si può dire che questi soggetti stiano bene: non solo infelicitano la vita agli altri, ma anche a se stessi, pieni di malesseri, di angosce, di sensi di colpa.

La chiave di lettura sta nel fatto che è lo stesso meccanismo della rabbia ad essere alterato, per cui la rabbia è divenuta cronica, ripetitiva, sclerotizzata (così come lo possono diventare le altre Funzioni del Sé).

Quindi, se un soggetto con questo tipo di alterazione partecipa ad uno di quei gruppi "liberatori", basati sul far uscire in modo eclatante le emozioni, sembrerà che tutto ha funzionato a meraviglia. La persona grida, si arrabbia e tutti penseranno che è stato bravo a far uscire tutto. Lo stesso potrà succedere per una persona dal pianto facile perché piangerà facilmente; mentre chi è agitato si muoverà in modo veloce, chi parla molto parlerà spesso, chi teatralizza terrà scena, e così via.

Ma tutto questo non ha niente di veramente terapeutico, perché la persona non ha fatto altro che stimolare ulteriormente il suo funzionamento alterato di sempre, allo stesso modo di quanto accade continuamente nella sua vita. Momenti del genere possono rappresentare tutt'al più l'occasione per una "esplosione", una di quelle esplosioni che anche la persona più chiusa e controllata ha comunque nella sua vita, ma che non cambiano di fatto la sua esistenza quotidiana.

La terapia è tutt'altra cosa. E' un lavoro molto meno esplosivo (tranne in alcuni momenti), molto meno teatrale, ed agisce sul profondo più lentamente. E' una paziente ricostruzione delle Esperienze Basilari del Sé carenti o alterate, spesso ritornando più volte sulle medesime sensazioni, sui medesimi funzionamenti, finché non vi sia un cambiamento reale e stabile.

In terapia bisogna *modificare* i funzionamenti alterati e non solo quelli più evidenti e più esterni, ma anche quelli più profondi e nascosti. Si tratta di ricreare le connessioni tra le varie Funzioni, che si sono interrotte o sfilacciate. Bisogna proporsi di ridare mobilità a tutti i piani del Sé: alle emozioni, ai ricordi, alle fantasie, ma anche alle tensioni muscolari, ai movimenti, alle posture, ai sistemi fisiologici interni. E' necessario che si recuperino le gamme complete di ogni Funzione, che quelle ipertrofiche si ridimensionino, che quelle non sviluppate prendano spazio, che quelle sclerotizzate si ammorbidiscano e ridiventino plastiche.

Ci sono alcune Esperienze Basilari che sono di estrema importanza per conservare o recuperare gioia e benessere. Il *lasciare*, il potersi *affidare*, l'*abbandonarsi*. Il corpo allora si apre. Le lacerazioni vengono riparate e si ricrea *continuità* nel Sé e nelle esperienze positive. Continuità significa che se si chiude una situazione gratificante, un momento di rapporto bello con un'altra persona, un motivo di contentezza, noi non cadiamo nel buco nero della disperazione. L'organismo sa con certezza che tutto quello che di bello ha vissuto ritornerà perché conserva al suo interno i vissuti positivi e i loro effetti, non solo come ricordo ma come sensazioni vive e intense nel corpo. Una terapia Funzionale, integrata, è sicuramente complessa, perché affronta più piani della persona. Ma in fondo possiamo dire che, muovendosi con obiettivi chiari e precisi, è in un certo senso più semplice e i risultati incoraggiano

notevolmente sia il paziente che il terapeuta. E'
complessa, ma alla fine più efficace e meno dolorosa,
perché riesce a ridare sollievo sin dai primi momenti a
sintomi tormentosi e invalidanti.

BIBLIOGRAFIA

Rispoli L. (1985) (a cura di), "Il corpo e le psicoterapie", Idelson, Napoli.

Rispoli L. (1993), "Psicologia Funzionale del Sé", Astrolabio, Roma.

Rispoli L. (1998), "La psicoterapia Funzionale: verso un modello complesso e multidimensionale" in Lo Verso G., Ceruti M. (a cura di) Epistemologia e psicoterapia, Cortina, Milano.

Rispoli L. (2004), "Esperienze di Base e sviluppo del Sé", Franco Angeli, Milano.

Rispoli L. (2006), "Psicoterapia corporea (e lo sviluppo del Funzionalismo)", in Aa.Vv., Psiche – Dizionario storico di psicologia, psichiatria, psicoanalisi, neuroscienze, Einaudi, Torino.

Rispoli L. (2013), "Il paradigma espressivo-corporeo e la psicoterapia Funzionale", in Salvini A., Nardone G. (a cura di), Dizionario di psicoterapia, Garzanti, Milano.

Rispoli L. (2013), "La psicoterapia Funzionale", in Salvini A., Nardone G. (a cura di), Dizionario di psicoterapia, Garzanti, Milano.

Rispoli L. (2016), Il corpo in psicoterapia oggi. Neo-Funzionalismo e sistemi integrati, FrancoAngeli, Milano.

Grazie per aver letto questa pubblicazione!

Ti presentiamo nelle prossime pagine
la nostra Scuola e il Corso di
Specializzazione in Psicoterapia Funzionale.

www.psicologiafunzionale.it

La Scuola ti fornisce **metodologie e tecniche di intervento concrete e precise**, sia a livello individuale che di gruppo, poiché **puntiamo molto sulla ricerca** ed utilizziamo le scoperte più avanzate delle neuroscienze e di altre discipline attigue.

Ti avvarrai di una scuola **tra le prime in Italia** nella valutazione relativa ai livelli di qualità messi a punto dal Coordinamento Nazionale Scuole di Psicoterapia.

Crediamo nella formazione e nella crescita professionale, per questo motivo ti proponiamo un **ventaglio formativo molto ampio** che parte dai seminari e dai workshop gratuiti fino ad arrivare ai Master Specialistici ed alla Scuola di Psicoterapia (Quadriennale) dove prevediamo anche la possibilità di ottenere **Borse di Studio.**

Riconoscimenti della Scuola

- Membro del **CNSP** (Coordinamento Nazionale delle Scuole di Psicoterapia) dal 2001.

- Riconosciuta dall'**EABP** (European Association of Body Psychotherapy) dal 1987.

- Membro del Forum dell'**EABP** dal 1998.

- Aderente alla **SPR** (Società di Ricerca in Psicoterapia).

- Membro fondatore del **CSITP** (Comité Scentifique International de Thérapie Psycho Corporelle) dal 1987.